LA
TUBERCULOSE PULMONAIRE

DANS LE DIABÈTE SUCRÉ

(ÉTUDE CRITIQUE)

PAR

Antoine BAGOU

Docteur en médecine de la Faculté de Paris

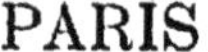

PARIS

G. STEINHEIL, ÉDITEUR

2, RUE CASIMIR-DELAVIGNE, 2

1888

LA
TUBERCULOSE PULMONAIRE

DANS LE DIABÈTE SUCRÉ

(ÉTUDE CRITIQUE)

PAR

Antoine BAGOU

Docteur en médecine de la Faculté de Paris

PARIS

G. STEINHEIL, ÉDITEUR

2, RUE CASIMIR-DELAVIGNE, 2

1888

LA

TUBERCULOSE PULMONAIRE

DANS LE DIABÈTE SUCRÉ

(ÉTUDE CRITIQUE)

INTRODUCTION

Nous devons indiquer, comme c'est l'usage, les raisons qui nous ont décidé à entreprendre ce travail et l'idée qui en a présidé à l'exécution. Ces raisons sont les suivantes : M. Huchard, dans une de ses excellentes leçons cliniques de l'hôpital Bichat, appelait notre attention sur le cas d'un diabétique qui venait de succomber à la phtisie pulmonaire. Cette terminaison du diabète assez fréquente et devenue presque banale, présentait dans l'espèce un intérêt considérable, à cause de la rapidité de l'évolution et de l'acuité des symptômes. La débilitation générale qu'avait entraînée l'élimination quotidienne par les urines de plus de 800 grammes de sucre, semblait avoir déterminé la rapide évolution de cette phtisie. En présence de ce fait, notre maître ajoutait,

comme conclusion, que ce n'était pas à des formes morbides d'une phtisie spéciale, que l'on avait affaire, mais
bien à la tuberculose en temps que lésion essentielle, et
que ce n'était que le terrain sur lequel elle apparaissait
qui devait être rendu responsable de cette diversité d'allure. Il nous a paru intéressant de reprendre cette question que les auteurs n'ont pas jusqu'ici suffisamment
traitée à ce point de vue et nous avons prié notre savant
maître de nous confier le résultat de ses observations et
de ses recherches, pour donner raison d'une foule de caractères spéciaux, que peut présenter alors la phtisie,
mais que la nature du diabète a seule commandés. Qu'il
me soit permis avant d'aborder cette étude, qui sera surtout clinique, de remplir un devoir de reconnaissance,
en remerciant M. Huchard de la marque de bienveillance
qu'il a bien voulu nous donner en nous confiant ce travail
et en mettant à notre disposition ses conseils et ses lu-
mières. Nous le prions de vouloir accepter aussi l'hom-
mage de notre profonde gratitude pour l'enseignement
plein d'intérêt que nous avons recueilli dans son service.

Nous ne saurions oublier dans nos remerciements,
M. Lancereaux, qui a mis le plus grand empressement
à nous communiquer ses observations.

Que M. le Prof. Damaschino veuille bien, lui aussi,
recevoir l'expression de nos remerciements pour l'hon-
neur qu'il nous a fait en acceptant la présidence de cette
thèse.

CHAPITRE PREMIER

NATURE DE LA PHTISIE COMPLIQUANT LE DIABÈTE

M. Huchard s'élevait récemment contre la confusion regrettable que le terme de phtisie diabétique avait introduite dans la science. Les auteurs en effet, qui se sont occupés de cette grave complication du diabète, ont surtout insisté sur les dissemblances qu'elle pouvait offrir avec la tuberculose commune et ont ainsi habitué le public médical à considérer trop facilement que la phtisie chez le glycosurique prend des caractères assez particuliers, pour bénéficier d'une nature spéciale et mériter une place à part. Les seules différences, qui existent entre la phtisie du diabétique et la phtisie commune, sont des nuances de détail, que la présence du sucre dans les humeurs peut parfaitement expliquer. C'est pourquoi notre éminent maître, concluait avec justesse : « Il n'y a pas de phtisie diabétique, il n'existe que la phtisie chez les diabétiques. Ce qui diffère, c'est le terrain sur lequel elle évolue, mais la nature de la maladie ne varie pas ».

Chez le diabétique, la tuberculose pulmonaire offre, dans ses apparences et dans l'évolution de sa lésion anatomique, des caractères généraux qui trahissent sa nature et sont une base sur laquelle nous pouvons fonder l'unité de la phtisie diabétique et des autres formes de phtisie.

Le diabète sucré prédispose certainement à la phtisie ; le fait a été bien observé par Morton, qui lui consacrait dans son traité de la phtisie un chapitre spécial. Depuis que cette relation pathogénique a été signalée, l'opinion qu'on s'est faite de cette phtisie, a subi dans la science bien des fluctuations.

Certains auteurs, comme Pavy, Wilks, niant l'existence du tubercule, comme lésion primitive de la phtisie survenant dans le cours du diabète, attribuent celle-ci à une inflammation du parenchyme pulmonaire. Cette inflammation dépendrait d'une seule cause, de l'état du sang qui contient une proportion de sucre suffisante pour altérer la vitalité des tissus. « Une cause, dit Pavy, qui n'exerçait aucune influence sur un individu bien portant, agit sur le diabétique et entraîne une congestion locale, qui est suivie d'un processus inflammatoire.

Richardson, sans nier l'existence des tubercules dans le poumon des diabétiques phtisiques, n'est pas convaincu que ces produits néoplasiques puissent évoluer normalement, se ramollir, être expulsés ou former des masses caséeuses. Il nie la possibilité de la formation des cavernes et admet que, dans les autopsies qu'il a faites, les excavations pulmonaires constatées par lui, ne sont que le fait de la gangrène, cause unique du processus dégénératif du poumon. Suivant lui, la pauvreté de l'organisme en eau et la marche trop rapide du diabète ne permettent pas au tubercule de suivre toutes ses phases d'évolution.

Durand-Fardel semble se rapprocher de l'opinion des auteurs anglais, quand il dit : « Le sucre, qui n'est pas éliminé par nos urines, pénètre nos tissus et détermine une intoxication sucrée, à laquelle il faut rapporter la plupart des symptômes et des accidents du diabète, et définitivement la cachexie simple et même tuberculeuse ».

Plus près de nous, M. Lécorché a écrit dans son traité du diabète, une phrase qui prouve bien son incertitude sur l'existence des tubercules dans tous les cas de phtisie diabétique. « Nous n'irons pas jusqu'à incriminer les tubercules dans tous les cas d'excavations, comme Grancher et Thaon, et jusqu'à ne voir dans la pneumonie diabétique caséeuse qu'une des formes de la tuberculose. Nous pensons que bon nombre entre ces excavations relèvent d'un simple processus inflammatoire. »

En revanche, l'opinion de Morton a eu ses fanatiques. Rollo, Bardsley, Copland considéraient la phtisie pulmonaire comme la fin constante de tout diabète légitime et ne craignaient pas de déclarer que tout malade, dont l'urine contenait du sucre, devait finir ses jours poitrinaire. Nicolas et Geudenville étaient poussés par les mêmes idées, lorsqu'ils donnaient au diabète le nom de phtisurie sucrée.

Les auteurs, qui ont nié l'existence du tubercule chez le diabétique succombant à la phtisie pulmonaire, n'ont apporté à l'appui de leur opinion aucune preuve suffisamment convaincante. Que l'inflammation soit une cause d'appel sur le parenchyme pulmonaire du tubercule, c'est ce que l'on ne peut nier ; mais que le processus inflammatoire soit toute la lésion, c'est ce qu'on ne peut leur accorder et ce que du reste les autopsies contestent. Ainsi on retrouve dans le parenchyme pulmonaire des diabétiques phtisiques la lésion spécifique et fondamentale de la phtisie, le tubercule, sous ses aspects variables. Il a toujours le même caractère et se présente tantôt sous forme de grains durs et demi-transparents, les granulations grises ; tantôt sous forme de modules plus volumineux, jaunâtres, pris par M. Lecorché pour des produits inflammatoires dégénérés. Ce sont ces noyaux jaunes qui correspondent aux tubercules crus de Laënnec ou à la pneumonie caséeuse. Malgré leur différence d'aspect, ces productions sont toutes des tubercules légitimes comme l'a prouvé M. Grancher. Dans chacune de ces néoplasies tuberculeuses, on retrouve la cellule géante, avec ses nombreux noyaux et ses prolongements protoplasmiques, qu'entourent plusieurs rangées de cellules épithéliales, limitées à leur tour par les cellules lymphoïdes, plus petites et infiltrant plus ou moins les tissus. Un autre caractère spécial du tubercule ne manque jamais, c'est d'abord l'absence de vaisseaux sanguins au centre du noyau, et ensuite les modifications que ne tarde pas à subir cette masse mal nourrie et dont nous venons d'indiquer le plan général. Dans les tubercules massifs, on observe en effet une même tendance, la tendance à la caséification. Le centre du nodule ne tarde pas à prendre un aspect vitreux et dégénérer en matière caséeuse.

Pendant ce temps, la lésion tend à se limiter à une zone embryonnaire, qui l'entoure complètement et dont les éléments s'infiltrent plus ou moins loin. Cette zone peut rester à l'état embryonnaire et les éléments qui la constituent se modifier et donner naissance à de nouveaux follicules tuberculeux. Si, au contraire, l'évolution de la lésion est lente, elle devient fibreuse et peut arrêter, du moins pendant un certain temps, le tubercule dans son extension.

C'est toujours au sommet du poumon que se localisent les tubercules, et c'est là que l'on doit rechercher l'induration des tissus qui révèlent leur présence.

Quand il existe en un point de l'organe un premier foyer tuberculeux, il y a chance pour que la lésion s'étende peu à peu et envahisse progressivement tout le parenchyme. Cette auto-infection du poumon, qui se produit à la fois par l'intermédiaire des voies aériennes, par les voies sanguines ou lymphatiques, peut envahir la totalité de l'organe, et ces tubercules nouveaux répandus un peu partout, peuvent se présenter tantôt sous forme de granulations grises (tuberculose miliaire, cas de M. Letulle, tantôt sous forme de dépôt caséeux, pneumonie caséeuse, cas de M. Ollier).

En somme, il existe une analogie absolue quant aux lésions anatomiques entre la phtisie chez les diabétiques et la phtisie chez l'individu sain. L'identité de structure, d'aspect et d'évolution du tubercule nous permet déjà, en dépit de quelques différences plus apparentes que réelles, de dire qu'il n'existe pas une phtisie spéciale pour le diabétique et que cette maladie reste bien la tuberculose malheureusement si fréquente dans l'espèce humaine. Mais les progrès de la science ont mis dans nos mains une autre preuve pour identifier les deux processus. Leyden, le premier, a trouvé le bacille de Koch dans les poumons tuberculeux des diabétiques qu'il autopsiait. On l'a isolé des crachats des malades et si Riegel a vu une fois le bacille manquer dans le pus des cavernes, il l'a constaté dans un autre cas, d'accord en cela avec tous les observateurs qui ont étudié spéciale-ment la question.

Si ceux qui se sont livrés à des recherches attentives, ont trouvé le bacille tuberculeux, s'ils ont constaté que ce bacille était le même que celui qui produisait la néo-plasie tuberculeuse chez les individus exempts de dia-bète, il serait injuste d'essayer de faire de cette phtisie ainsi caractérisée une maladie spéciale et la différencier de la tuberculose vulgaire pour n'en faire qu'une pure inflammation, produite par un état pathogène du sang.

L'inflammation peut préparer le terrain sur lequel doit se faire l'ensemencement du bacille, mais non le rempla-cer : « De même, dit Laënnec, que la terre fortement la-bourée après un long repos, ou abandonnée à elle-même après plusieurs années de labourage, fait germer une multitude de graines, qu'elle renfermait dans son sein depuis plusieurs années ».

De même si la gangrène pulmonaire peut se dévelop-per autour des néoplasies tuberculeuses, comme Char-cot et plus tard Hodgkin en ont publié des cas, ce serait une erreur considérable de ne voir dans l'existence des cavernes que les autopsies nous ont révélées, que des foyers de ramollissement dus à une mortalité pure et simple du tissu pulmonaire. La présence de tubercules au pourtour des excavations, leur dissémination fréquente dans d'autres viscères (Recklinghausen), l'existence de bacilles au milieu des lésions, toutes ces preuves indiquent que M. Huchard avait raison, et qu'une distinction trop accentuée entre la phtisie chez les diabétiques et celle des individus sains, est une chose insoutenable et capable d'induire le médecin en erreur.

CHAPITRE II

Il nous reste maintenant à étudier comment le diabète favorise l'éclosion de la tuberculose et lui prépare le terrain. La nécessité d'un terrain favorable pour le développement du bacille a été très bien mise en lumière par le Prof. Trélat dans une de ses cliniques : « Actuellement, disait-il, la tuberculose doit être con-« sidérée comme une maladie microbique, infectieuse ou « contagieuse ; mais de même que la culture du bacille « tuberculeux est difficile dans les laboratoires, de même « sa pénétration et sa pullulation dans l'organisme n'ont « point lieu sans difficultés. L'ensemencement acciden-« tel par lequel la tuberculose se transmet à l'espèce « humaine ne semble pas réussir avec la même constance « que celui d'autres maladies ». N'est-ce pas la reproduction des mêmes idées qu'émettait autrefois le Prof. Bouchard, lorsqu'il disait avec tant de précision : « Il faut pour la réalisation de la maladie, la réunion des deux facteurs : le premier, nécessaire, est le germe infectieux ; le second non moins indispensable, est la connivence de l'organisme, qui met à la disposition du germe l'ensemble des conditions physiques et chimiques qui constituent son milieu vivant. Ainsi le diabète n'engendre pas plus la phtisie pulmonaire que l'engrais n'engendre la plante, mais il prépare le terrain pour la graine et cette graine est si abondamment semée, qu'elle a beaucoup de chances pour se développer un jour ou l'autre.

Des faits en grand nombre montrent que le diabète n'est pas toujours suivi de phtisie et en raison de ces faits négatifs quelques auteurs ont mis en doute la réalité d'un rapport pathogénique quelconque entre ces deux maladies. M. Jaccoud réfute victorieusement leur erreur en s'appuyant sur deux raisons : « Une relation pathogénique, dit-il, pour être vraie n'a nullement besoin d'être réalisée constamment et l'inconstance peut être prévue dans le cas particulier, puisque le diabète, maladie par ralentissement de la nutrition n'est qu'un des facteurs du résultat, il faut l'infection et il est bien évident que celle-ci peut manquer. En second lieu la lésion ne modifie pas du jour au lendemain le tissu pulmonaire au point d'en amoindrir la vitalité ; il faut du temps et il en faut d'autant plus que l'individu était primitivement plus robuste. Or, dans plusieurs cas observés, le malade peut être emporté par une des autres complications, en un très petit nombre d'années. »

Mais comment les éléments anatomiques d'un organisme diabétique, par le fait même qu'ils sont encombrés par du sucre amassé en excès, se trouvent-ils dans une condition de résistance moindre en face de l'agent virulent, le bacille tuberculeux ?

Nous allons l'étudier tout à l'heure, mais avant il nous

faut signaler, pour les combattre, les opinions des auteurs anciens qui se sont occupés de la question.

Fauconneau-Dufresne et Marchal de Calvi cherchent, dans le poumon, la cause de la fréquence de phtisie pulmonaire consécutive au diabète. L'un prétend, que l'organe de la respiration, obligé de brûler une quantité énorme de sucre, se trouvait, par suite de ce travail exagéré, dans des conditions favorables à la genèse de la tuberculose. L'autre affirme que le poumon s'affaiblissait, parce qu'il ne brûlait pas assez de matières hydrocarbonées et que la tuberculose était le résultat de cette inaction. Ces deux hypothèses également fausses, reposent sur une même erreur physiologique : le poumon n'est pas plus que n'importe quel organe, le siège des phénomènes intimes de la respiration. Enfin ce n'est pas dans le poumon que l'on doit rechercher plus que partout ailleurs, les prédispositions morbides, que crée une maladie générale, comme le diabète.

Selon Richardson la lésion tuberculeuse ne se développerait que dans le cas où le diabète dépendrait d'une lésion de la base du c^ne, laquelle altérerait les nerfs qui se rendent au poumon. Or dans tous les cas que je cite on a constaté l'intégrité des centres nerveux et quand même on ne voit pas bien comment le pneumogastrique irrité pourrait créer un zona spécial, favorable à l'éclosion du tubercule.

Bouchardat attribue la phtisie à l'insuffisance des aliments de calorification et il compare l'évolution de la maladie chez les diabétiques, à la production de la pommelière chez les vaches laitières, dont on cherche

par l'alimentation à augmenter au delà de certaines
limites l'abondance de la sécrétion lactée. « Le rôle, dit-
il, de la glycose est de pourvoir aux besoins de la calorification : lorsque l'élimination de ce principe s'est con-
tinuée pendant un long espace de temps en quantité
notable, des tubercules apparaissent dans le poumon ».
On peut objecter à la théorie de l'ancien professeur
d'hygiène, que le refroidissement n'est pas une cause de
tuberculisation ; les malades qui ont subi les épreuves
d'une grande pyrexie ou d'une fièvre algide grave
seraient dans l'impuissance de réagir contre la tuberculose. La stabulation des vaches à Paris, crée des conditions d'hygiène défavorables, qui ont plus d'influence sur
l'état de santé de ces animaux que l'exagération de la
sécrétion lactée. Bertail, qui se range à l'opinion de son
maître, semble être passé de même à côté de la vérité.

Par quelle modification des tissus ou des humeurs
peut donc s'opérer cet acheminement du diabétique vers
la tuberculose ? Les idées microbiennes actuelles ont,
comme je l'ai dit, rendu la question particulièrement inté-
ressante. Dans l'état actuel de la science, il n'y a que
deux suppositions à faire à cet égard : ou bien le sang
chargé de sucre, est-il un liquide de culture favorable
pour l'évolution du bacille ou bien, l'infection des tissus
reconnaît-elle pour cause le ralentissement de nutrition
auquel le diabète les soumet ? L'expérimentation n'a
pas prouvé la première hypothèse ; les cultures de bacilles
tuberculeux se font très mal dans un liquide contenant
du sucre. De plus Cornil et Babès, dont l'autorité est incontestable, semblent ne pas attacher grande importance

Ba.

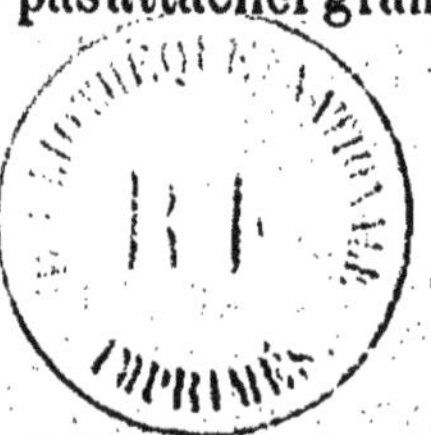

à l'influence du sucre sur le développement des germes
tuberculeux : « Il est possible, disent-ils, que la présence
du sucre dans le sang et les humeurs de l'économie
soient une condition favorable au développement de
micro-organismes variés dans le poumon et dans l'organisme, comme cela paraît probable pour les bactéries du
furoncle. »

La véritable explication de l'infection de l'organisme
par le bacille tuberculeux repose dans la définition du
diabète. Il rentre dans cette classe d'états morbides, dus
à un ralentissement de la nutrition, et Bouchard l'a
caractérisé « par un défaut ou une insuffisance de l'assi-
milation et en particulier par un défaut de consomma-
tion de sucre par les éléments anatomiques ». Chez le
diabétique tous les tissus sont en souffrance et leur nutrition ne s'opère que d'une manière irrégulière et défec-
tueuse. Est-il donc étonnant que cet organisme, en
souffrance, mal restauré et surmené en même temps par
une production exagérée de sucre, présente une résistance moindre que d'autres, à l'action nuisible des
germes venus du dehors ! Le bacille ne trouve-t-il pas
dans ces individus ainsi débilités de plusieurs façons,
un terrain plus propre à son ensemencement, que chez
les individus sains et vigoureux ? C'est de cette manière
que l'on doit comprendre l'influence du diabète, cause
de dénutrition de l'organisme, sur l'apparition de la
phtisie pulmonaire. Béhier et Peter, ont signalé des cas
de phtisie chez des sujets atteints de cancer de l'œso-
phage, empêchant les fonctions digestives de s'accomplir.
Quoique l'analogie entre ces faits et ceux qui nous inté-

ressent, ne soit pas complète, on peut en retenir cette conclusion, c'est que les causes débilitantes, quelles qu'elles soient en troublant la nutrition, diminuent la résistance des éléments anatomiques aux germes des maladies.

En résumé, le diabète, maladie dystrophique par excellence, enlève à l'organisme la vigueur et la résistance dont il a besoin pour soutenir la lutte incessante contre le bacille tuberculeux.

CHAPITRE III

CAUSES QUI PRÉCIPITENT OU RETARDENT L'APPARITION DU DIABÈTE DANS LA PHTISIE

Les causes, dont l'influence incontestable agit sur l'époque de l'apparition de la phtisie chez les diabétiques, sont de deux ordres : les unes tiennent à l'individu, à son âge, aux conditions hygiéniques dans lesquelles il vit, les autres à la nature du diabète.

A quel âge le diabétique devient-il le plus facilement tuberculeux ? Les auteurs les plus autorisés s'accordent pour dire que le diabète est une maladie d'autant plus grave que l'âge est moins avancé ; si d'autre part nous considérons l'époque où l'apparition de la tuberculose est la plus fréquente, c'est-à-dire vers l'âge de 20 à 25 ans, nous serons porté à considérer cette date comme la plus néfaste pour le diabétique. C'est du reste l'opinion de Bouchardat : « Quand on n'a point passé l'âge de la tuberculisation pulmonaire on doit toujours penser à cette fatale complication et tout faire pour l'éviter ». Traube, Durand-Fardel, Lecorché émettent une opinion analogue. Au moment où l'organisme vient de compléter son perfectionnement, où l'adolescent est en train de devenir un homme, qu'y a-t-il d'étonnant à ce que les éléments anatomiques affaiblis par ce travail de croissance et de développement des organes, résistent moins aux influences débilitantes du diabète et succombent aux attaques du bacille.

Il n'en est point de même à une époque avancée de la vie. Le vieillard devient rarement phtisique et alors même qu'il urine du sucre, son organisme semble se prêter mal à l'évolution du bacille et la marche de l'affection paraît toujours plus lente.

L'enfant diabétique devient-il facilement tuberculeux? Ici les opinions varient et l'accord ne paraît devoir se faire entre les médecins compétents. Redon affirme que : « Une opinion, extrêmement répandue dans le public médical, c'est qu'ils meurent phtisiques ». Bouchardat soutient la même doctrine : « Il y a longtemps que j'ai constaté l'extrême fréquence de la phtisie pulmonaire succédant à la glycosurie chez des sujets âgés de moins de 15 ans ». Durand-Fardel constate la coexistence de la tuberculose avec le diabète évoluant pendant la puberté et ajoute : « La tuberculose pulmonaire appartient spécialement au diabète des jeunes enfants ». Lecorché est du même avis.

Redon est d'un avis opposé à celui des auteurs que nous venons de citer et déclare que leurs conclusions sont fausses, car dans 22 cas de mort qu'il a observés, 4 seulement pouvaient reconnaître la phtisie pulmonaire. Leroux, dans sa thèse sur le diabète sucré chez les enfants, se range à l'opinion de Redon et affirme avec lui que la phtisie est rare dans le diabète chez les enfants.

La constitution influe d'une manière évidente sur le

développement de la phtisie chez les glycosuriques. Les bronchites chroniques et les catarrhes pulmonaires sont loin d'être rares chez les goutteux et les arthritiques en général, qui ne sont certes pas à l'abri des atteintes du diabète comme nous allons l'établir. Ces bronchites et ces catarrhes préparent le terrain au bacille et peuvent être la cause occasionnelle de la tuberculose pulmonaire. Dans une foule d'observations nous avons pu constater, que l'induration des sommets avait succédé à une bronchite tenace dont le malade n'avait pu se défaire depuis bon nombre de mois.

De toutes les influences, qui activent le développement de la phtisie chez les diabétiques, il n'en est pas de plus réelle et de plus universellement admise que les privations. Sans être le privilège des classes pauvres, la phtisie exerce surtout ses ravages parmi les diabétiques les moins fortunés. Ceux-ci trouvent en eux toutes les causes d'épuisement, nécessaires à l'évolution de la maladie.

La nature du diabète ne met pas à l'abri de cette terrible complication qui serait cependant plus fréquente dans les cours du diabète maigre. Trousseau disait : « Il faut distinguer le diabétique gras du diabétique maigre. Le premier résiste parfois indéfiniment à son diabète, tandis que le second en meurt assez rapidement et souvent alors par phtisie ». Le diabétique gras, malgré ses pertes continuelles répare chaque jour à peu près ses pertes, et il peut vivre longtemps avec les apparences d'une santé florissante ; mais vienne le jour, où son estomac, qui suffisait à l'excès de travail auquel il était soumis, succombe à cette lutte incessante et ce diabétique primitivement vigoureux; se trouvera sans défenses contre les actions extérieures et tombera dans la catégorie des diabétiques maigres : « Malheur, dit Peter, au diabétique gras, qui maigrit ; il a perdu son aptitude à réparer et sa fin est prochaine ». On doit donc se méfier des troubles dyspeptiques, qui surviennent dans le cours du diabète, ne rien négliger pour rendre la santé à cet organe en quelque sorte providentiel et avoir l'œil ouvert en même temps du côté des complications pulmonaires.

Si la marche du diabète gras, laquelle est fort lente et présente des temps d'arrêt, peut faire prévoir une terminaison lointaine ou même une guérison, il existe une autre forme de diabète, celui qui répond à la forme pancréatique de M. Lancereaux et qui a reçu le nom de diabète maigre, dont l'échéance est beaucoup plus rapide, et semble devoir être à peu près toujours la tuberculose. Sur 14 cas observés par M. Lancereaux ces derniers temps, 9 fois la tuberculeuse a été le mode de terminaison commune et la marche de la maladie a toujours été prompte. Cette forme de diabète qui ne paraît rien devoir aux antécédents héréditaires ou personnels du malade, a une marche continue et ne tarde pas à marquer l'économie tout entière d'une empreinte profonde et à déterminer la phtisie pulmonaire. « La mort, qui en est la terminaison constante dit M. Lancereaux, est surtout l'effet d'une complication pulmonaire, et principalement de la phtisie, beaucoup plus rarement d'un anthrax, d'un phlegmon, d'une gangrène. Elle survient au bout de deux ou trois années.

L'influence de la polyurie simple ou de certains diabètes intermittents survenus après un traumatisme, ou liés à un désordre des centres nerveux, émotions, épilepsie, est, sinon nulle, du moins fort douteuse, sur la production de la tuberculose pulmonaire. C'est ce qui rend le pronostic de cette forme qui ne présente ni l'obésité du premier, ni la lésion pancréatique du second, relativement bénin, la mort n'en étant presque jamais la conséquence.

La quantité de sucre éliminée et la durée plus ou moins grande de cette élimination, auraient une influence décisive sur l'apparition de la tuberculose, au dire de Bouchardat. Le malade de M. Huchard urinait 800 gr. de sucre par jour, quand les complications pulmonaires apparurent.

Nous devons signaler encore l'influence de l'albuminurie, qui indique un trouble profond dans les métamorphoses organiques. Le Prof. Bouchard a insisté sur cette question : « L'albuminurie, dit-il, est l'indice d'une altération secondaire de la nutrition, capable de rendre le pronostic du diabète plus sérieux. En effet, la phtisie diabétique existe presque exclusivement chez les malades qui sont en même temps albuminuriques : j'ai vu l'albuminurie faire défaut une seule fois dans la phtisie diabétique, et j'ai vu la phtisie survenir dans près du 1/5 des cas (18 0/0) chez les diabétiques albuminuriques, tandis que dans la totalité des cas de diabète, la phtisie ne survient que 8 fois sur 100 ». Pour ce savant observateur, l'azoturie n'exercerait au contraire aucune influence sur le développement de la tuberculose.

En résumé, on doit retenir ceci : le diabète, en troublant

la nutrition ouvre la porte à la phtisie, mais un certain nombre de causes adjuvantes viennent favoriser l'entrée de l'ennemi dans la place, en diminuant les forces et les ressources, que l'organisme peut opposer à l'envahisseur, le bacille tuberculeux.

CHAPITRE IV

MODALITÉS CLINIQUES DE LA PHTISIE DIABÉTIQUE

Ayant établi qu'il n'existe pas une phtisie spéciale pour les diabétiques, que tous ces malades, porteurs de tubercules dans les poumons, souffraient d'un même mal, la tuberculose, il nous reste à donner raison des dissemblances énormes, que présentent chacun des cas observés et qui semblent porter une grande atteinte à cette unité pathologique. Si l'on compare en effet deux observations, prises au hasard parmi toutes celles que nous fournit la littérature médicale, on est frappé de l'allure différente qu'a suivie la maladie dans chacun des cas. L'étendue des lésions, la forme qu'elles revêtent, la marche qu'elles affectent, varient considérablement. Ainsi dans une communication à la Société anatomique, M. Ollier rapporte l'histoire d'une femme âgée de 32 ans, franchement diabétique, qui avait commencé sa phtisie en juillet 1877, phtisie diagnostiquée telle dans un de nos grands hôpitaux, et qui ne succombait que 16 mois après, en octobre 1878, à la cachexie tuberculeuse. Pendant ce long intervalle, elle avait fait une péricardite caséeuse, qui avait amené une symphyse cardiaque. A l'autopsie, le foie, les reins, la plèvre, les ganglions bron-

chiques, lombaires et pelviens, présentaient des masses
caséeuses jaunâtres ramollies. D'autres faits pourraient
encore être cités, qui établiraient la lenteur d'évolution
de la phtisie chez les diabétiques. C'est ainsi que M. Huchard nous a cité plusieurs faits rapportés dans la science,
et d'autres encore qu'il a observés, où la durée de l'affection s'est prolongée pendant cinq et même dix ans.

A côté de cette forme chronique de la phtisie diabétique
je ne puis mieux faire que citer l'observation du malade
de M. Huchard. Je l'ai consignée avec tous ses détails,
à la fin de ce travail et l'on pourra se rendre compte de
l'allure beaucoup plus aiguë de la maladie. Ce malade
ne met que six semaines pour arriver au terme ultime
de sa tuberculose, qui n'avait d'autre siège du reste que
le poumon, comme le prouva l'autopsie. Les sommets
étaient des deux côtés, détruits en partie et les cavernes
qui s'étaient formées étaient pleines de pus et entourées
par une zone congestive au milieu de laquelle on trouvait
un grand nombre de tubercules.

Bien différent est le cas de M. Letulle, rapporté à la
Société d'anatomie. L'évolution avait été beaucoup plus
rapide et le malade avait été enlevé au bout de 17 jours,
par une granulie à forme dyspnéique, sans présenter à
l'autopsie autre chose qu'une confluence remarquable
des granulations tuberculeuses dans le poumon, la plèvre, le foie et le rein.

Comment concilier ces formes symptomatiques si dis-
parates et les faire rentrer dans un même cadre pathologique ? Pour répondre à ce desideratum, les anciens observateurs se contentaient d'invoquer les conditions

hygiéniques du malade et croyaient avoir tout dit en incriminant la pauvreté, le surmenage ou l'encombrement des hôpitaux. Leur embarras commençait, quand il se trouvaient en face de malades, soumis aux mêmes influences nosocomiales. Libert disait : J'ai analysé attentivement mes observations pour savoir pourquoi la santé s'altère si différemment suivant les malades, mais jusqu'à présent je n'ai pu en découvrir la cause.

C'est qu'ici doit intervenir, un nouvel élément morbide, la diathèse. C'est à l'école physiologique française que doit revenir tout le mérite de cette découverte. Certains auteurs, Charcot, Cl. Bernard, Rayer, Lancereaux, ont signalé depuis longtemps la coïncidence de la goutte et du diabète gras. Elle est si intime que l'on peut observer parfois l'alternance de ces deux maladies chez le même individu ou dans la même famille, le diabète succédant à la goutte ou inversement. « C'est plus qu'une coïncidence fortuite, dit M. Bouchard, qui ramène perpétuellement les mêmes maladies dans les antécédents héréditaires et dans les antécédents personnels des individus atteints de lithiase biliaire, d'obésité, de diabète ». L'arthritisme peut donc créer un type de diabète dont la marche chronique et la forme relativement bénigne tranchent avec celle d'un autre type, qui livre le malade dès le début aux accidents d'une déperdition nutritive excessive et précipite le dénouement. Le diabétique gras peut vivre vingt ans et plus sans être fort incommodé de son état, tandis que la diabétique maigre, en proie à une cachexie précoce, termine au bout de deux ou trois ans son existence malheureuse.

Si laissant de côté pour l'instant le diabète et ses formes, nous portons nos regards vers la phtisie, que voyons-nous ? La lésion propre de la phtisie, le tubercule, tout en ne variant pas, peut produire des manifestations les plus variables, suivant l'individu sur lequel il germe.

Depuis Pidoux, on a étudié la physionomie spéciale que l'arthritisme communiquait à la phtisie pulmonaire. M. Ferrand a fait sur ce sujet à l'hôpital Laënnec, une série de leçons dans lesquelles il a démontré, après tant d'autres auteurs, l'arthritisme et la scrofule comme devant jouer un grand rôle dans l'explication de certaines formes spéciales d'infection bacillaire. La phtisie, chez un arthritique, apparaît tardivement, se caractérise par des lésions peu étendues et peu extensives, tendant à la transformation fibreuse. Procédant par poussées congestives, l'affection laisse au malade de longs intervalles de repos, mais toujours les phénomènes généraux dépassent l'étendue des lésions et la gravité des accidents locaux. Les hémoptysies lui appartiennent, dit Pidoux, presque en propre ; les suppurations sont rares, car le tubercule a peu de tendance à la dégénérescence graisseuse, mais beaucoup pour l'organisation fibreuse.

Bien différente est la phtisie scrofuleuse, dont la marche est lente, torpide, qui évolue sournoisement, l'état général pouvant rester bon malgré l'existence de lésions locales considérables (Milcent, Bazin). La facilité avec laquelle elle envahit les ganglions et les lymphatiques est remarquable. De plus, les lésions de la phtisie scrofuleuse n'offrent aucune tendance à l'organisation fibreuse ; les masses envahies, mal nourries se ramollissent, subissent la dégénérescence graisseuse et donnent par la désagrégation des éléments, des cavernes remplies de détritus caséeux. De là on peut prévoir la rareté des hémoptysies, la fréquence des suppurations et le peu de réaction que montre l'organisme, supportant le mal, mais impuissant à le réparer.

La conséquence clinique à tirer de cet exposé est facile à prévoir. Qu'un arthritique devienne tout à coup glycosurique, comme il est permis de le supposer, et ce sera un diabétique gras, qui aura comme diabétique beaucoup de chances de devenir tuberculeux. Sa phtisie, se ressentant de la diathèse qu'il présentera, aura un cachet propre, qui fera dire que cette phtisie se rapproche du type arthritique. Qu'un scrofuleux diabétique finisse ses jours phtisique et sa phtisie évoluera, à peu près, car en clinique rien n'est absolu, comme le type scrofuleux. C'est pour avoir méconnu ces formes, que les anciens observateurs avaient tant de peine à s'expliquer les hémoptysies, qui apparaissent dans certains cas, l'évolution rapide de certaines phtisies, comparées à certaines autres dont la marche était fort lente, la purulence des crachats dans certains cas, la présence des sueurs nocturnes qui pour être rares n'en ont pas été moins signalées.

M. Huchard appelait dernièrement notre attention sur ces faits, dans une de ses leçons cliniques, à propos de ce cas de phtisie que je cite à la fin de ce travail : « Trois formes principales se rencontrent, disait-il, dans la marche de la phtisie chez les diabétiques : une forme aiguë, et une forme chronique ou insidieuse, une forme rapide. C'est ainsi que, chez certains diabétiques, la diathèse arthritique, beaucoup plus que l'état glycosurique, devra imprimer à la tuberculose une allure et une évolution spéciale. De sorte qu'on ne doit pas dire : *phtisie diabétique, mais bien phtisie arthritique chez un diabétique.* En un mot, la tuberculose relève ici bien moins de la glycosurie que de l'arthritis qui lui donne son cachet particulier.

L'arthritisme développe un type de pthisie dans laquelle les tubercules produisent des poussées congestives, s'accompagnant d'hémoptysies, comme c'est le cas pour notre malade. Ce genre de phtisie, ayant peu de tendance aux dégénérescences graisseuses, présentera le type fibreux. Le scrofuleux par la marche torpide, lente et insidieuse de son mal, la formation de masses caséeuses dans ses viscères, le peu de susceptibilité de son organisme, qui réagira fort mal sous les lésions de ses poumons, aura cette forme insidieuse de la tuberculose. Enfin la granulose aiguë, en venant compliquer le diabète, ne perdra rien de ses attributs et le phtisique mourra rapidement de la confluence de ses tubercules, qui empêcheront les fonctions respiratoires de s'accomplir et détermineront l'asphyxie. Ce qui diffère en un mot dans la phtisie diabétique, ce n'est pas la nature de la maladie en elle-même, qui reste toujours la même, mais le terrain sur lequel elle évolue. »

C'est pour avoir méconnu cette grande vérité que Richardson, ayant observé la rareté des cavernes dans un grand nombre de cas de phtisie diabétique, que l'autopsie lui révélait, se trouvait fort embarrassé pour expliquer ce caractère bizarre. Si les tubercules, pour lui, n'avaient pas le temps de se ramollir, l'explication devait en être dans l'action du diabète, qui, enlevant l'eau des tissus, empêchait le ramollissement de se produire. Il eut été plus près de la vérité, s'il avait incriminé un état morbide général, qui aurait donné une allure franchement rapide aux lésions du parenchyme pulmonaire de ses malades.

En résumé, ce que nous avons tâché d'établir, c'est qu'il existe, dans les nombreux cas de cette grave maladie qui complique le diabète, la tuberculose, des types bien nets autour desquels on peut grouper naturellement tous les faits particuliers qui s'y rattachent. Les observateurs anciens, pour avoir ignoré ces grands caractères morbides, ont laissé passer inaperçus des faits très intéressants dans l'étude de la phtisie glycosurique. Que l'on ne s'imagine pas que cette notion d'affinités morbides est une pure curiosité scientifique, nous verrons au contraire qu'elle est féconde en résultats pratiques et nous constaterons son utilité, quand nous traiterons le pronostic, la prophylaxie, le traitement de la phtisie chez les diabétiques.

CHAPITRE V

Si les lésions et la nature de la phtisie pulmonaire chez les diabétiques, sont identiques à celles de la phtisie commune, l'affaiblissement de la vitalité locale des poumons au moment où se fait la tuberculisation, impriment à la forme des symptômes un cachet spécial. Quoi qu'il en soit il ne faudrait pas trop insister sur ces différences, qui sont plus apparentes que réelles, la plupart du temps très bien explicables, et concevoir des doutes sur l'unité de la phtisie diabétique et de la phtisie vulgaire. La symptomatologie ne mérite pas plus d'être décrite à part que la lésion anatomique, et elle ne doit pas par conséquent faire croire à l'existence d'une phtisie spéciale au diabétique.

Tous les auteurs compétents sont unanimes à signaler le caractère insidieux du début de la phtisie. Ce n'est souvent qu'accidentellement que le médecin est amené à ausculter un diabétique qui maigrit légèrement et arrive petit à petit à cette période d'amaigrissement où le tubercule fait son apparition. Du reste le dépérissement rapide est volontiers rapporté au diabète même, et, ce symptôme capital trouvant une interprétation raisonnable, on reste dans une dangereuse sécurité au sujet de l'état des voies respiratoires.

La *bronchite* avec ses signes cliniques ouvrant le tableau symptomatique que va dérouler la phtisie diabétique, n'est pas un fait très rare. Celle-ci peut s'annoncer tantôt par une toux sèche, quinteuse, fatigante, tantôt par une toux humide qu'accompagne l'expulsion de mucosités. Ce n'est qu'au bout d'un temps parfois très long que la toux sèche fait place à une toux humide. Cette toux sèche paraît souvent tenir à l'extension d'une inflammation du pharynx, à la trachée et aux bronches, et pourrait égarer le clinicien. Lorsqu'on ausculte, on peut déjà constater dans la poitrine l'existence de râles plus ou moins abondants. L'expectoration est moins considérable que dans la bronchite ordinaire ; le malade ne rend que de rares crachats et ceux-ci peuvent donner avec la liqueur de Fehling la réaction caractéristique du sucre. Quoi qu'il en soit, ces bronchites, suivant M. Lecorché, auraient une allure spéciale : elles auraient peu de tendance à se généraliser et on ne constaterait que *d'un côté* la présence de râles muqueux et sibilants. Elles auraient pour lui une grande valeur diagnostique parce qu'elles seraient capables à elles seules de faire soupçonner l'état général qui leur imprime ce caractère particulier. La localisation au sommet des râles muqueux, les modifications dans le rythme et le murmure respiratoire, la matité que la percussion ne tarde pas à révéler, établissent complètement le diagnostic, et indiquent l'évolution de la tuberculose.

La *pneumonie* s'observe dans les mêmes conditions, mais plus rarement. Elle peut être de diverse nature : la pneumonie franche aiguë est exceptionnelle et lorsque nous observons des accidents aigus, c'est presque toujours à des broncho-pneumonies que nous avons affaire. Ces diverses manifestations inflammatoires quand elles surviennent au début ou dans le cours de la phtisie glyco-surique présentent tous les caractères de torpidité et d'a-pyrexie qui n'appartiennent pas aux formes purement acquises, et sur lesquels je vais insister dans un instant, car ils sont capables de faire commettre au clinicien de graves erreurs de diagnostic.

Un autre élément important de cette symptomatologie que j'ai signalé en passant, est manifesté par l'appauvrissement excessif du malade. Quand la phtisie se déclare, le diabétique a déjà atteint la période d'amaigrissement, ses fonctions digestives sont troublées et le bilan des dépenses dépasse de beaucoup celui des recettes ; à cette débilitation générale, qui a produit l'éclosion de la tuberculose, vient se joindre l'altération locale du poumon et avec elle une nouvelle cause d'affaiblissement et de perturbations nutritives. Lorsqu'il domine la situation, cet élément imprime à la maladie une physionomie spéciale ; c'est ce qu'on a appelé la forme générale d'emblée, suivant l'expression de Pidoux. Dans cette condition, le malade se présente dans un état d'épuisement qui dépasse de beaucoup la proportion que l'on voit s'établir communément entre l'état général et la lésion locale. Il faut donc se livrer à un examen minutieux et répété du thorax toutes les fois que l'on constate chez un diabé-

tique des troubles gastro-intestinaux et de l'amaigrissement survenant sans cause appréciable ; et alors même
que le résultat serait négatif, on ne devrait pas se hâter
de porter un pronostic favorable. Il existe certaines formes
de phtisie dites latentes, signalées par M. G. de Mussy,
dans lesquelles l'examen physique ne révèle rien alors
même que les deux poumons sont criblés de tubercules.

Pidoux insiste avec raison sur la marche insidieuse de
cette phtisie, qui complique le diabète, « sèche, froide,
sans réaction particulière ; on dirait que les matériaux
de combustion de phlegmasie, sont enlevés à l'organisme
en général et aux poumons en particulier, par la glycosurie ». Ainsi tandis que la température s'élève dans la
phtisie commune avec l'apparition de la fièvre hectique
et présente des exaspérations vespérales bien connues, la
température reste basse dans la phtisie diabétique.

Il ne faudrait cependant pas généraliser ce caractère à
tous les cas de phtisie, qui peuvent être observés chez les
diabétiques. Ainsi formulée d'une manière générale, cette
proportion est trop absolue et M. Lecorché cite des observations dans lesquelles on voit le thermomètre monter
à 39° et 40°. Ces exceptions paraissent liées à la forme
aiguë de la phtisie. Quoi qu'il en soit, ce fait que la température reste d'ordinaire peu élevée, mérite d'être signalé. Griesinger l'a vu descendre à 36°,3 et pour lui la
phtisie aurait pour résultat d'augmenter encore l'abaissement de la température du diabétique, qui avait été signalée avant lui, en dehors de toutes complications pulmonaires. Le clinicien devra avoir tout cela présent à l'es-
prit quand il se trouvera auprès d'un diabétique qui tousse

ou maigrit. Si le diagnostic n'a pas été une seule fois douteux pour le malade de M. Huchard, c'est que l'on n'a pas tenu un grand compte de la température, qui n'a jamais dépassé 38 degrés et l'on a été chercher ailleurs les preuves qui établissaient que le diabétique était tuberculeux.

Les *sueurs*, qui rentrent aussi dans les symptômes ordinaires de la phtisie, font très souvent défaut dans le cours de la phtisie diabétique. La fièvre hectique mine sourdement le malade et l'organisme, éliminant l'eau par le rein en grande abondance, semble en priver les glandes sudoripares. Toutefois ce signe est loin d'être constant et Elliotson dit même avoir noté des sueurs dans tous les cas de tuberculose consécutive au diabète; mais Voght observe que cette remarque est trop générale, puisque plusieurs des malades d'Elliotson ne furent pris de sueurs que quelques heures avant de mourir. En résumé, il faut noter la rareté des sueurs qui ne surviennent qu'exceptionnellement dans le cours de la phtisie, et ne sont, quand elles apparaissent ni aussi abondantes, ni aussi régulières que dans la phtisie commune.

Un autre signe fonctionnel de la tuberculose peut manquer : les *hémoptysies* sont relativement rares ; ce signe a été noté par tous les auteurs qui ont traité des complications pulmonaires du diabète ; mais comme l'établit très bien M. Lecorché, les hémoptysies sont-elles beaucoup plus rares dans ces cas que dans ceux de la phtisie ordinaire, qui, elle aussi, peut évoluer sans crachement de sang? Quoi qu'il en soit, l'existence possible de l'hémoptysie n'est pas niable chez les diabétiques tuberculeux comme le prouve l'histoire d'un de nos malades, qui en eut plusieurs dans le cours de sa tuberculose.Schmith déclare que dans tous les cas de phtisie diabétique observés par lui, et le nombre en est assez important, 26 cas, il a vu toujours des hémoptysies survenir. Sur 9 malades, M. Lecorché a observé 4 fois des hémoptysies considérables et affirme qu'il les a vu se produire aussi bien au début, que dans le cours ou la période terminale de la maladie. Ne pourrait-on pas expliquer celles-ci par les poussées congestives que présentent certaines formes de phtisie arthritique et assigner pour causes essentielles à l'hémorrhagie, que l'on observe quelquefois, l'afflux du sang et l'ulcération des vaisseaux ?

La *toux* présente aussi quelques caractères spéciaux ; elle est courte, fréquente et souvent sans expectoration. Les crachats, lorsqu'ils apparaissent, sont composés de muco-pus, mal liés et mêlés de débris divers. Ils peuvent présenter souvent l'apparence de vomiques, car la gangrène pulmonaire est loin d'être rare dans le cours de la phtisie diabétique. Enfin ils contiennent assez souvent une quantité plus ou moins notable de sucre et dégagent une odeur d'acétone.

Au bout de quelque temps, les symptômes ordinaires du diabète sont en général modifiés par la phtisie, du moins à une période avancée de la maladie. La polyurie cesse complètement ou bien diminue d'une façon sensible : le sucre peut aussi disparaître, comme Cl. Bernard l'avait indiqué. Le grand physiologiste explique ce fait par la cessation des fonctions glycogéniques du foie, que provoquerait toute inflammation aiguë ou chronique survenant dans le cours du diabète. C'est ainsi que M. Huchard nous faisait remarquer chez un de ses malades la diminution considérable du sucre excrété par les urines à l'apparition d'un état fébrile causé par l'évolution tuberculeuse. Il y aurait donc une grosse erreur clinique de croire que cette diminution de la glycosurie sous l'influence de la fièvre est un signe d'amélioration. Notre maître nous a rapporté plusieurs cas où la disparition *brusque* et *rapide* du glucose avait seule permis de porter pour la première fois l'attention sur l'appareil pulmonaire, et d'y découvrir le début de lésions tuberculeuses avec fièvre vespérale qui était restée ignorée du malade pendant un temps plus ou moins long.

En revanche on observe souvent de l'albumine dans les urines. Cette albumine ne serait pas due, suivant M. Bouchard, à la filtration de l'albumine du sang, mais bien à « celle des éléments anatomiques qui expulsent leur matières albuminoïdes sans avoir pu leur faire subir les transformations chimiques qui doivent les amener à former la matière cristallisable, l'urée ». C'est un signe de ralentissement profond de la nutrition.

Quoi qu'il en soit, c'est alors que la sécrétion du sucre a diminué ou disparu et que l'albumine a fait son apparition dans les urines, que la phtisie semble se substituer aux manifestations de l'affection première ; alors aussi le malade se cachectise et meurt rapidement : à moins qu'il ne soit enlevé auparavant par une poussée plus aiguë de tuberculose ou par une des autres complications du diabète.

CHAPITRE VI

Tous les auteurs, qui ont traité de la phtisie chez les diabétiques sont unanimes à reconnaître à cette maladie une forme insidieuse et rapide à la fois. Toutefois si l'on descend au fond des choses, on peut se convaincre facilement que ces deux caractères découlent l'un de l'autre et ne sont pas applicables à tous les cas. La phtisie peut en effet rester latente pendant un temps assez long, commencer son évolution sous une forme froide, sèche et sans réaction, ne produire enfin d'autre signe de présence qu'un amaigrissement plus ou moins rapide, que le malade, comme je l'ai dit, interprète faussement en l'attribuant à son diabète seul. L'erreur ne cesse que lorsque, les indices de la tuberculose s'accusant avec plus de netteté, on ausculte et on trouve les signes d'une induration ou d'une excavation pulmonaire. Rien d'étonnant par suite à ce que l'affection soit qualifiée d'insidieuse et que sa marche paraisse anormalement rapide, puisque sa première phase a dû passer inaperçue grâce à une erreur facile de diagnostic. Et puis cette rapidité, alors même que le diagnostic a pu se faire tardivement, n'est jamais aussi foudroyante que l'annonce Richardson, qui assignait à la phtisie survenant dans ces cas, une durée maximum de 6 à 8 semaines. Ce serait ainsi un arrêt de mort immédiat que porterait la première toux « pénible » d'un malheureux glycosurique, tandis qu'il n'est pas rare de voir l'échéance finale se faire heureusement attendre pendant un temps plus ou moins long. La maladie peut s'arrêter quelque temps, reprendre de nouveau, s'arrêter pendant un laps de temps irrégulier, reprendre de nouveau jusqu'au jour où la poussée dernière aboutit à la mort.

Pour se rendre compte de tous les faits de phtisie diabétique, expliquer chez les uns la marche aiguë et rapide de l'affection, chez les autres cette marche lente et torpide s'arrêtant quand la maladie paraît s'amender, on doit faire intervenir un double élément comme base d'appréciation; la tolérance de l'organe et la tolérance de l'organisme. La susceptibilité du tissu pulmonaire et son état d'épuisement plus ou moins avancé auront sur la phtisie une influence réelle. S'il se produit de fréquentes poussées aiguës d'irritation pulmonaire, autour des tubercules, ou à une certaine distance, l'évolution sera rapide, la gangrène pourra apparaître. C'est du reste l'opinion de M. Peter : si l'inflammation provoquée par la tuberculose est gangréneuse au lieu d'être ulcérative, c'est à l'affaiblissement de vitalité locale du poumon qu'on le doit, suivant le Prof. de Necker, car à l'autopsie on ne trouve, ni les tubercules en nombre suffisant, ni le poumon à un degré d'altération assez marquée pour expliquer la fin. Ainsi chez le malade d'Hodgkin, il n'y avait qu'un gros tubercule solitaire autour duquel une portion considérable de tissu se trouvait en état de ramollissement gangréneux, tandis que chez le malade de M. Charcot, cinq ou six noyaux de la grosseur d'une noix de nature gangréneuse avaient amené rapidement la mort. La mort du poumon peut être beaucoup plus lente.

Un deuxième élément pour le diagnostic de l'affection que le clinicien doit toujours avoir à sa pensée, c'est la tolérance de l'organisme. On sait déjà quel intérêt M. Huchard attache aux conditions étiologiques préexistantes au diabète et cette question d'influences constitutionnelles est bien évidente. La phtisie des diabétiques qui appartiennent à la classe des diabétiques gras, se rapproche beaucoup de ce qu'on a nommé la phtisie arthritique. Comme elle, cette phtisie se distinguera par une marche paroxystique, des suspensions prolongées et l'acuité avec laquelle sévissent ses poussées aiguës ; elle ne peut conduire que très lentement le malade au tombeau.

Dans d'autres cas où l'arthritisme ne peut être soupçonné mais bien un tempérament lymphatique scrofuleux, la marche de l'affection sera tout aussi lente, la tuberculose semblera avoir à cœur de faire seule toute son œuvre, les malades meurent dans un état de cachexie et d'épuisement extrême après la destruction de la presque totalité de leurs poumons et la dissémination de la lésion tuberculeuse.

L'hérédité ajoute à la marche des accidents de la phtisie diabétique un cachet nouveau de gravité. S'il est vrai que le diabétique maigre, comme le prétend M. Germain Sée, soit issu d'une parenté entachée de tuberculose, il ne sera pas étonnant de rencontrer chez celui-ci une débilité native, qui diminuera singulièrement sa résistance. Cette phtisie se distinguera par l'acuité de symptômes et la marche rapide de son évolution.

Si les formes et la marche de la phtisie chez les diabétiques offrent tant de variétés, comment le clinicien peut-il différencier celle-ci des autres manifestations pulmonaires auxquelles peut donner lieu la maladie générale? Existe-t-il un critérium pathologique auquel on doive toujours se fier pour affirmer que le diabétique est poitrinaire ou non? La découverte du bacille de la tuberculose a fait faire un grand pas à la question, mais n'a pas levé complètement la difficulté. La recherche des bacilles dans les crachats, lorsqu'elle arrive à produire un résultat favorable, c'est-à-dire la découverte de l'agent infectieux, peut rendre de grands services en établissant d'un seul coup la base certaine du diagnostic. Mais si les expériences bactériologiques amènent un résultat défavorable, est-on en droit de conclure à la non-existence de la tuberculose? Cette question est difficile à résoudre et il nous semble qu'il serait tout au moins téméraire d'accepter cette dernière proposition. Le bacille peut manquer soit parce que l'expérimentateur n'a pas la main heureuse; soit parce qu'il examine les crachats trop tardivement, car on a signalé combien dans les vieilles cavernes les bacilles tendaient à se disséminer et à devenir rares; soit, enfin, parce que tout autour des noyaux tuberculeux il se serait formé une zone congestive qui hâterait l'expulsion de ceux-ci. Si la présence du bacille prouve l'existence de la tuberculose, son absence ne prouve pas que l'idée de tuberculose possible doive être rejetée. Une de nos observations le prouve.

Les signes physiques sont à quelques exceptions près les mêmes que ceux qui s'observent chez les phtisiques vulgaires et le médecin devra les rechercher sans retard, dès qu'il verra que son malade s'affaiblit. *C'est une affection qu'il faut chercher* et que l'on découvre souvent alors qu'aucune réaction n'en indiquait encore l'existence.

La phtisie du diabétique est-elle toujours fatale ? C'est, hélas, dans ces termes que se pose la question. M. Jaccoud n'encourage guère le thérapeute à intervenir : « J'ai eu, dit-il, bien des occasions d'étudier cette forme, mais je n'ai pas encore vu un seul exemple qui me permette de lui assigner une éventualité favorable. Théoriquement on concevrait qu'il put en être autrement pour une phtisie apparaissant de bonne heure dans le cours du biabète, alors que cette maladie peut être domptée et qu'elle n'a pas porté d'atteinte sérieuse à l'état constitutionnel, mais l'observation prouve que ces conditions relativement bonnes ne sont jamais remplies. La phtisie est une manifestation tardive du diabète sucré et lorsqu'elle apparaît, elle ne fait que précipiter la terminaison funeste, en ajoutant aux accidents diabétiques proprement dits les dangers d'une complication que l'altération préalable de la constitution du malade rend fatalement incurable ». Cependant Bouchardat, Griesinger citent des cas où le développement de la phtisie se serait manifestement arrêté ; M. Lecorché rapporte l'observation de malades manifestement diabétiques et tuberculeux, qui auraient pu quitter la Maison Dubois dans un état de santé assez satisfaisant et qui auraient survécu quelques années. Mais il ne faut voir dans ces prétendues guérisons que ces ré- missions assez fréquentes que laisse la phtisie, grâce à la tolérance du poumon, menaçant toujours le malade du danger des nouvelles poussées granuliques, ou d'une véritable récidive. Ce danger est d'autant plus réel qu'il est impossible de soustraire le malade aux conditions dans lesquelles s'est produite la première poussée tuber- culeuse.

CHAPITRE VII

PROPHYLAXIE ET INDICATIONS THÉRAPEUTIQUES

La phtisie chez le diabétique offre bien peu de prise à une médication efficace ; elle rentre dans ce que M. Peter appelle les formes intraitables de la tuberculose. Parmi les éléments de la maladie que nous venons de passer en revue, on ne voit que difficilement les bases sur lesquelles on pourrait établir un traitement efficace. Comment un organisme délabré, qui craque de toutes parts, peut-il être soutenu d'une manière efficace pour résister aux atteintes d'une maladie redoutable, lesquelles le renverseraient alors même qu'il posséderait la plénitude de ses moyens de résistance. La phtisie, quoique à peu près incurable, ne doit pas désespérer le médecin et lui faire oublier qu'il peut assister utilement le malade dans la lutte à laquelle il se livre.

Prophylaxie. — Les conditions pathogéniques, que nous venons de voir agir sur les manifestations tuberculeuses, peuvent-elles motiver des mesures prophylactiques sérieuses ?

Les relations que nous avons établies entre l'affaiblissement du diabétique et la tuberculose, nous conduisent à avancer qu'il semble que la phtisie pourrait être évitée, si l'on pouvait arrêter les causes de dénutrition, cette sorte de « banqueroute physiologique » dans laquelle le bilan des pertes excède de beaucoup celui des recettes. On se préoccupera avant tout, de l'état de l'estomac du diabétique : on entourera « d'un soin pieux », cet organe important du bon fonctionnement duquel dépend le salut. Les troubles dyspeptiques seront combattus par des amers d'abord ; s'ils persistent on aura recours aux préparations de strychnine, aux opiacés, à la poudre de viande. Rien n'est plus désavantageux que la diète, ont fera tout pour l'éviter au malheureux diabétique.

La diarrhée exerce aussi une influence des plus funestes sur le diabète et pourrait être la cause exceptionnelle de la phtisie par l'affaiblissement qu'elle provoque. On la combattra par les moyens ordinaires, le bismuth, les opiacés, les astringents, les obstruants comme la poudre de talc à haute dose préconisée tout dernièrement par M. Debove.

Rappelons aussi que les causes d'irritation du poumon semblent jouer un rôle important sur l'invasion des bacilles ; ceci doit rendre prudent le diabétique et on lui conseillera une sage hygiène et l'abstention de toutes les conditions manifestement nuisibles. La vie au grand air, un exercice modéré, l'absence de fatigues et de préoccupations d'aucune sorte devront être recommandés concurremment à tout ce qui peut mettre à l'abri des refroidissements et des causes qui les provoquent.

Indications thérapeutiques. — La phtisie reconnaît

les mêmes indications que celle qui apparaît chez l'individu sain, pour ce motif qui fait qu'un diabétique a la même phtisie que tout autre tuberculeux. L'huile de foie de morue, si elle est supportée par l'estomac du malade, combattra son émaciation et relèvera ses forces. La créosote, l'iodoforme agiront sur la lésion, diminueront sa tendance à se développer, tariront son expectoration et désinfecteront les crachats fétides qui font le tourment du tuberculeux et rendent sa présence insupportable pour les autres.

L'intolérance pulmonaire étant le fait qui domine souvent la marche de la tuberculose, c'est elle qui dominera la principale indication locale. Cette intolérance se traduit par des phénomènes d'irritation et par des troubles fonctionnels. Parmi les troubles nerveux, les douleurs intercostales sont combattues par des applications calmantes de teinture d'iode, de beaume tranquille, d'essence de térébenthine ; les troubles nerveux fonctionnels sont attaqués par l'opium, l'éther, la belladone ; la poudre de Dower réussira contre le catarrhe bronchique ; la pleurésie exigera l'usage des révulsifs et des émollients. Enfin la congestion et l'inflammation dépassant les surfaces pulmonaires envahies devront être atteintes par l'application de larges vésicatoires, qui provoquent plus rarement qu'on le croit les accidents redoutables de sphacèle, terreur des anciens praticiens.

Nous avons vu souvent employer, dans le service de M. Huchard, la formule suivante qui réussit bien dans toutes les affections pulmonaires où l'élément congestif joue un certain rôle :

Poudre de Dower.
Poudre de scille. } ââ 4 gr.

Pour 40 cachets, prendre 3 à 4 cachets par jour.

L'hémoptysie, qui complique la phtisie diabétique, réclamera le bénéfice immédiat de l'intervention thérapeutique. En présence des conséquences qui résultent de la congestion, le médecin doit se préoccuper non du sang qui sort, mais du processus congestif qui en est la source. On s'adressera aux médicaments capables de décongestionner le poumon, l'ergotine, l'ipéca, la glace, etc.

Les eaux minérales constitueront contre les manifestations thoraciques d'utiles médicaments auxquels, on aura recours avec avantage. Dans les cas de bronchite suspecte où de tuberculose avérée, on a conseillé, tantôt les eaux bicarbonatées arsénicales de la Bourboule, du Mont-Dore, tantôt les eaux chlorurées sodiques d'Ems, de Bourbonne, de Royat, de Baden-Baden ; d'autres fois les eaux sulfurées chaudes de Cauterets, des Eaux-Bonnes ; les eaux sulfurées froides d'Enghien, de Saint-Honoré, Allevard.

Enfin, il faut remarquer que tout en prescrivant les divers médicaments que réclame telle ou telle manifestation, il est essentiel de continuer le régime antidiabétique, dont la sévérité variera avec l'intensité du diabète même. La médication bromurée, chlorurée, arsénicale ou alcaline, l'acide lactique, l'opium, constitueront toujours la partie pharmaceutique du traitement ; le régime mixte de Bouchardat, basé sur la suspension absolue de tout ce qui contient du sucre ou de tout ce qui peut en produire, constituera l'hygiène alimentaire du diabétique tuberculeux.

On peut aussi employer l'antipyrine, dont M. Huchard, vient de démontrer les bons effets dans le traitement efficace du diabète sucré et du diabète insipide. Ici l'antipyrine pourra encore agir contre l'élément fébrile.

En somme, dans une maladie consomptive par excellence comme la phtisie, préparée souvent par l'état de consomption et de faiblesse du glycosurique, le traitement général a une très grande importance. Il faut donc soutenir les forces du malade par des vins généreux, une alimentation fortifiante et réparatrice, des préparations de quinquina et d'arsenic, quelques inhalations d'oxygène. Il faut surveiller attentivement l'état des voies digestives et c'est surtout chez le diabétique tuberculeux, qu'il faut entourer « l'estomac d'un soin pieux ». A ce sujet le traitement exclusif de Bouchardat peut être mal supporté, il ne faut jamais l'oublier. Certains malades éprouvent un véritable dégoût de l'usage exclusif de pain du gluten par exemple : ils perdent leur appétit et ne parviennent plus ainsi à réparer les pertes incessantes de leur organisme. Dans ce cas, il faut supprimer en partie l'usage du pain de gluten pour le remplacer par du pain ordinaire que l'on fera griller. Enfin les vins généreux, le café, le thé, toutes les boissons ou aliments « d'épargne », quelques boissons alcooliques prises avec modération, compléteront cette indication capitale de soutenir les forces du patient.

« C'est ainsi, dit M. Huchard, que la thérapeutique ne doit pas surtout viser un organe malade, mais tout l'organisme pour permettre à ce dernier de lutter et de se défendre avec chance de succès contre l'envahissement du mal. Cette thérapeutique *défensive* était celle d'hier ; elle est encore celle d'aujourd'hui ; elle sera peut-être toujours celle de demain !... »

INDEX BIBLIOGRAPHIQUE

Bardsley. — In Lecorché. *Loc. cit.*

Cl. Bernard. — *Leçons de physiologie expérimentale.*

Bertail. — *Étude sur la phtisie diabétique.* Th., Paris, 1873.

Bouchard. — *Maladies par ralentissement de la nutrition,* 1882.

Bouchardat. — *Annuaire de thérapeutique,* 1846, 1848, 1861, 1869, 1877.

Brongniart. — *Contribution à l'étude du diab. goutteux.* Paris, 1876.

Brouardel. — Th. d'agrégation, 1869.

Charcot. — *Leçons sur les maladies des vieillards et les mal. chroniq.*

Compendium de médecine, 1839.

Cornil et Babès. — *Les Bactéries et leur rôle dans l'anat. et la physiol. des mal. infectieuses,* 1885.

Demange. — Article Diabète, in *Dict. encyclop. des sc. méd.,* 1884.

Dickinson. — *Diseases of the Kidney.* Part. I. Diabetes. Lond., 1875.

Dreschfeld. — [On the pathology of the lungs ; complications in diabetes, *Med. chron.,* 1884.

Durand-Fardel. — *Traité clinique et thérapeutique du diabète,* 1869.

Ellistson. — In Bertail. *Loc. cit.*

Fauconneau-Dufresne. — *Guide du diabète,* 1861.

Ferrand. — *La phtisie pulmonaire,* 1881.

G. Sée. — *La phtisie pulmonaire.*

Grancher. — *Archives de physiologie,* 1872.

Grancher et Hutinel. — Art. Phtisie. *Dict. ency. des sciences méd.,* 1888.

Griesinger. — Studien uber Diabète. In *Archiv für Phys. Heilkunde,* 1859.

Hodgkin. — *On diabetes and certain forms of cachexy,* 1857.

Huchard. — *Communication à la Société de thérapeutique,* 1888, et *Leçons cliniques de l'hôpital Bichat* (Leçons inédites).

Jaccoud. — *Leçons de clinique à la Charité,* 1867. *Leçons à la Pitié,* 1883.

Lancereaux. — *De la polyurie.* Th. d'agrégation. *Union médic.,* 1880. Communication à l'Académie de médecine, 1877, Bulletin, t. VI, 8 mai 1888.

Lebert. — *Traité d'anatomie pathol.* T. II.

Lecorché. — *Traité du diabète,* 1877. *Du diabète chez la femme,* 1886.

Leroux. — *Le diabète sucré chez les enfants.* Th. Paris, 1881.

Leyden. — Bemerkungen uber d. diabetistche Lungen phtisie. *Zestche f. Klin. med.*, 1882.

Marchal de Calvi. — *Des accidents diabétiques.*

Monneret. — *Pathologie interne,* t. III.

Morton (R.). — *Traité de la phtisie,* livre I.

Nicolas et Gendenville. — *Recherches méd. et clin. sur le diab. ou phti. surie.*

Ogle. — *St-George's hospital Reports,* 1855.

Pavy. — Researches on the nature and treatment. In *Med. Times,* 1862.

Peter. — *Cliniques médicales,* t. II.

Pidoux. — *Etudes générales et pratiques de la phtisie.*

Prout. — *On stomach and renal diseases,* 1855.

Recklinghausen. — Drei Falle von diabetes melitus, *Virchow's archiv.,* t. XXX.

Redon. — *Du diabète sucré chez les enfants.* Paris, 1877.

Richardson. — On diabetic phtisie and its treatment. In *Med. Times,* 1877.

Rollo. — Traduit par ALLYON. Paris, an VI.

Traube. — *Die symptome des Krankeiten des Res. ant circulations apparatps,* 1867.

Trousseau. — *Cl. médicales,* t. 3. *Gaz. des hôp.,* 1887.

Voght. — *Henle's und pfeiafer Zeitschft.,* 1884.

Wergert. — *Virchow's Archiv.,* t. LXXXIV.

OBSERVATIONS

Les observations I, II, III sont extraites du *Bulletin de la Société anatomique.*

OBSERVATION I

OLLIER

*Tuberculose pulmonaire. — Diabète sucré.
Péricardite caséeuse.*

Pauline M..., 52 ans, journalière, entre à l'hôpital Lariboisière, le 27 septembre 1878. Elle nie toute espèce d'antécédents héréditaires du côté de la tuberculose. Elle toussait depuis plusieurs années, mais n'avait jamais eu d'hémoptysies, lorsqu'au mois de décembre 1877 elle éprouva une polyurie abondante et un amaigrissement rapide. Au mois de juillet suivant, l'affaiblissement était tel que la malade se voit forcée d'abandonner tout travail pour rentrer à l'hôpital, où elle fit un séjour de deux mois. Elle aurait eu à cette époque un œdème considérable des membres inférieurs.

Aujourd'hui nous la trouvons au dernier degré de la consomption diabétique ; la peau est sèche, l'amaigrissement extrême et les extrémités inférieures sont infiltrées. La percussion et l'auscultation dénotent un ramollissement du sommet droit et une induration du sommet gauche. Les battements cardiaques sont faibles ; on n'entend pas de souffle. La langue est dépolie, vernissée ; les dents sont détruites par la carie ; un peu de météorisme, diarrhée depuis quelques jours. Foie normal; vulvite pultacée.

Les urines renfermant une quantité considérable de sucre, pas d'albumine.

Pendant le mois d'octobre les lésions pulmonaires font de rapides progrès et s'étendent à toute la surface des deux poumons. Enfin, quelques semaines plus tard, la diarrhée était continuelle, l'infiltration généralisée et le malade succombait à une profonde cachexie.

Autopsie. — Lésions très étendues de pneumonie caséeuse et une excavation considérable au sommet du poumon droit, avec des granulations tuberculeuses disséminées dans plusieurs points.

Les ganglions bronchiques, lombaires et pelviens sont caséeux et ramollis.

Le cœur présente une symphyse cardiaque complète. Les deux feuillets de la séreuse sont confondus et présentent des masses caséeuses jaunâtres ramollies. Des noyaux analogues se montrent entre l'aorte et l'artère pulmonaire.

Le myocarde présente une teinte feuille-morte, assez marquée, les valvules sont saines.

La face et les reins présentent de grosses masses caséeuses comme le péricarde. Le péritoine est sain.

OBSERVATION II

BRECHEMIN

Gangrène sèche du gros orteil. — Phtisie pulmonaire.

Levergeois, âgé de 54 ans, jardinier, entre à l'hôpital le 22 février 1879.

Il est envoyé par son médecin, qui le déclare atteint de phtisie pulmonaire.

Antécédents pathologiques nuls. Au commencement de novembre 1878, il est pris d'une bronchite, peu intense, *qui ne guérit pas*. Il maigrit, perd de ses forces, tousse et rentre enfin à l'hôpital.

Il est profondément cachectique, très amaigri, très affaibli, sa peau est sèche et rugueuse. Il tousse peu, ne crache pas, a peu de dyspnée, quoique le moindre effort l'essouffle, pas de sueurs nocturnes ; il ne ressent pas de douleurs dans les épaules et la poitrine, la pression n'est pas douloureuse ; n'a jamais eu d'hémoptysie.

Dans tout le côté droit, la percussion révèle une induration : il existe de la matité du sommet à la base, mais surtout dans la fosse sous-épineuse.

A gauche, sonorité normale : à la palpation on constate les vibrations un peu exagérées à droite, et à l'auscultation on entend des craquements humides de haut en bas. Ceux-ci sont plus gros et plus nombreux au sommet, et dans la fosse sous-épineuse droite on perçoit du souffle caverneux et du gargouillement.

A gauche, la respiration est normale, on n'entend pas de râles.

Ces symptômes confirment le diagnostic de phtisie pulmonaire qu'on avait porté. L'évolution de cette phtisie a été rapide puisque en trois mois elle a amené la formation d'une caverne volumineuse. Cependant le malade n'a pas de fièvre le soir, la température est normale et le pouls peu fréquent.

Les artères sont athéromateuses ; les bruits du cœur sont normaux. A la face lombaire du gros orteil, il existe une plaque de gangrène momifiante. L'appétit est peu développé ; les digestions sont lentes et difficiles, l'urine est légèrement albumineuse. Les signes de phtisie rapide, sans expectoration, sans fièvre, avec sécheresse de la peau, la gangrène sèche font penser au diabète. Le malade nous apprend que depuis deux ans il buvait beaucoup, se levait la nuit pour uriner, mais que ces symptômes avaient diminué et presque disparu depuis qu'il toussait. Les urines, examinées avec soin, renfermaient 74 gr. de sucre par litre, 6 gr. d'urée et de l'albumine qui ne fut pas dosée. Le malade rendait trois litres d'urine par jour.

Le régime est appliqué sans résultats appréciables, le malade continue à maigrir, les lésions font du progrès et il succombe le 10 mars.

Autopsie. — L'estomac est très dilaté, le reste du tube digestif est normal. Foie gros, sclérosé. Reins volumineux, décolorés et paraissant atteints d'un léger degré de néphrite parenchymateuse. Rein gauche pèse 270 gr. Rein droit 225 gr.

Cœur sain. Le poumon gauche l'est également ; nulle part on ne trouve de tubercules. Poumon droit infiltré dans son étendue de noyaux grisâtres, ramollis, qui sont des tubercules agglomérés.

Au sommet, il existe une vaste caverne et plusieurs petites cavernes. La plèvre est épaissie et recouverte de fausses membranes anciennes. Pancréas gros et dur ; en le touchant on sent de la crépitation. On devine qu'il renferme des calculs. Dans l'intérieur de la glande on trouve une grande quantité de liquide contenant des granulations graisseuses et des cellules épithéliales, formant des calculs moulés sur les canaux dilatés. Ces calculs sont blancs, lisses, durs. Tout autour le pancréas au lieu d'être aminci et atrophié est épaissi, induré et plus résistant qu'à l'état normal. On dirait que son tissu est sclérosé.

OBSERVATION III

LETULLE

Diabète. — Tuberculose miliaire aiguë.

Mangeot, 36 ans, cordonnier, entre le 12 mai 1877 à la Pitié. Cet homme n'a jamais été malade, si ce n'est il y a seize ans,

époque où il fut couvert pendant quelque temps d'une érup-
tion abondante de furoncles. N'a jamais fait d'excès de boissons et a toujours travaillé.

C'est depuis un an qu'il est malade ; il s'aperçut alors qu'il
était obligé de boire beaucoup pour satisfaire sa soif. L'appétit
augmenta de même, mais resta proportionnellement moindre.
Bientôt, il s'amaigrit et les forces diminuèrent. Enfin, il y a
trois semaines, un affaiblissement rapide, une émaciation considérable et une toux sèche le forcèrent d'abandonner son
travail.

Le malade offre à son entrée une teinte légèrement terreuse
de la face. Le pouls est rapide, la peau est chaude, 38°,2, la
céphalalgie vive depuis une huitaine de jours. La bouche est
sèche et le malade affirme qu'il boit de huit à dix litres d'eau
par jour. L'examen des viscères, ne présente rien de notable,
si ce n'est une rudesse assez grande des bruits respiratoires
au sommet droit en arrière. Il ne crache pas, pas d'épistaxis,
constipation habituelle.

L'examen des urines donna le diagnostic et y révéla une
quantité notable de sucre et un nuage albumineux.

Le lendemain au saccharimètre, 388 gr. 10 de sucre pour
sept litres. L'état général mauvais persiste ; affaiblissement
du malade, la céphalalgie opiniâtre dont il s'était plaint à son
entrée, ne cède à aucun traitement. La toux, plus fréquente ne
s'accompagne d'aucune expectoration. On trouve quelques
râles sous-crépitants à la base droite. Les bruits respiratoires
paraissent rudes à gauche. L'appétit diminue. Température du
soir, 39°,6.

25 mai. Cyanose de la face. Langue rouge. Matité au
sommet droit et sous l'aisselle ; mêmes signes à gauche. Sous
la clavicule, résonance de la voix, râles crépitants fins.
L'urine est tombée à cinq litres. Sucre notablement diminué.

Le 26. Nuit agitée. Délire, dyspnée et souffle rude et profond sous l'aisselle droite.

Le 27. Face violacée. Dyspnée augmente. Affaiblissement

considérable et incontinence de l'urine et des matières
fécales.

Le 28. Cyanose générale de toute la surface tégumentaire.
Langue violacée, mais humide. Respiration soufflante dans la
moitié supérieure du poumon droit. Toux fréquente, pas de
crachats.

Le 29. Cyanose extrême. Dyspnée intense. Râles sous-crépitants fins en avant de chaque côté, Mort.

Autopsie. — Poumon droit. — Quelques adhérences au
niveau du bord postérieur du lobe supérieur. Sur les coupes,
infiltration de granulations tuberculeuses, d'autant plus con-
fluentes qu'on se rapproche plus du lobe inférieur de ce bord
supérieur. Au sommet deux noyaux grisâtres du volume d'un
gros pois, entourés par une zone de tissu gris, lardacé, très dur.
Le reste du parenchyme est congestionné. Au lobe inférieur
congestion intense d'un rouge brun, sur laquelle tranchent par
leur blancheur les granulations miliaires très nombreuses et très
jeunes.

La plèvre est parsemée d'un grand nombre d'ecchymoses
sous-pleurales. Au niveau du hile on trouve un énorme gan-
glion mollasse, fluctuant, laissant sourdre sur la coupe une
quantité considérable d'un liquide lactescent, rempli de masses
calcaires très blanches.

Poumon gauche. — Très congestionné, infiltré de tubercules qui paraissent un peu plus vieux, déjà jaunâtres sur
quelques points. La base du poumon ne crépite pas et va au
fond de l'eau.

Cœur 257 gr. Mou. Petits points d'athérome au niveau des
valvules mitrales.

Foie 1,680 gr. Couleur chamois, parenchyme infiltré de granulations tuberculeuses entourées d'une zone d'hyperhémie.

Encéphale. — Congestion du plexus choroïde du quatrième
ventricule.

Rate infiltrée de tubercules jeunes. Intestins et estomac très
congestionnés avec quelques ecchymoses de la muqueuse.

Observation IV

Recueillie dans le service de M. Huchard.

Diamant, âgé de 49 ans, charretier, entre le 14 avril 1888, dans le service de M. Huchard, à Bichat, salle Bazin, n° 4.

Pas d'antécédents pathologiques héréditaires ; mais il a beaucoup abusé de l'alcool, du café et du tabac. Le malade n'a pas eu de rhumatisme, mais il présente aux deux mains une rétraction de l'aponévrose palmaire des plus évidentes. Il fait remonter seulement à quatre mois le début de sa maladie. A cette époque il était atteint de polyphagie, d'une polyurie abondante et l'amaigrissement fit des progrès assez rapides.

A son entrée, le malade est pâle, amaigri, les membres inférieurs sont le siège d'un léger œdème péri-malléolaire qui s'accuse chaque jour davantage et finit par gagner les deux jambes. Les réflexes rotuliens sont complètement abolis. L'estomac n'est pas dilaté, mais le malade se plaint de légers troubles dyspeptiques. Les urines sont abondantes (10 litres par jour), et elles renferment plus de 800 grammes de sucre par jour. Cette quantité de sucre est si considérable, que l'on fait examiner de nouveau les urines par le pharmacien en chef de l'hôpital, lequel est absolument arrivé au même résultat. Du reste, si Seegen affirme n'avoir jamais vu l'élimination quotidienne de sucre dépasser 600 grammes, il est juste de rappeler que Lecorché et Ferréol ont observé chacun un cas, où cette élimination se chiffrait par 1200 et même 1376 grammes par jour.

Le malade est soumis à la médication antipyrinique et la quantité d'urine baisse de 10 litres jusqu'à 6, 4 et même 3,900 quantité qui se maintient. Enfin l'administration de l'antipyrine produit un abaissement considérable de la quantité de sucre émise dans les 24 heures : le malade qui en rendait 753 grammes n'en rend plus au bout de 15 jours que 271 gr.

Mais le malade ne fut pas longtemps à bénéficier du soulage-
ment apporté par l'antipyrine; le malade s'amaigrit, ses tégu-
ments se décolorent peu à peu : sa peau sèche et rugueuse ne
présente pas d'éruptions, mais l'œdème péri-malléolaire augmente. Le malade accuse des alternatives de diarrhée et de
constipation ; sa soif est très grande, il boit chaque jour plusieurs litres de tisane.

23 mai. On s'aperçoit que le malade est fatigué et on apprend
que depuis une huitaine de jours il accuse du côté droit de la
poitrine des douleurs fugaces, siégeant soit en un point, soit en
un autre. La toux est fréquente ; l'expectoration abondante,
couleur chocolat, visqueuse, fait croire tout d'abord à l'existence d'une pneumonie.

A la palpation on réveille de la douleur au-dessus du mamelon
droit et dans la fosse sus-épineuse droite.

La percussion dénote une submatité très manifeste au sommet
droit et même dans toute la hauteur de ce poumon. Pas de dé-
formations du thorax si ce n'est un amaigrissement considérable.

A l'auscultation. En avant, au sommet droit dans le creux
sous-claviculaire on entend un gros foyer de râles sous-crépitants, la respiration est soufflante et prolongée. Le poumon gauche au même endroit offre une respiration prolongée, mais pas
de râles. — En arrière du poumon droit, respiration soufflante,
rude. Expiration prolongée. Gros foyer de râles dans la fosse
scapulaire. Dans toute la hauteur, respiration soufflante et
bronchophonie intense. Dans la région du poumon gauche,
respiration soufflante mais beaucoup moins que de l'autre côté.
Pas de râles. Vibrations thoraciques conservées.

L'amaigrissement est considérable, mais l'appétit est con-
servé. Œdème des jambes. Rien au cœur. Pouls dur, mais la
tension par le manomètre est faible. Faciès pâle. État ichthyo-
sique de la peau de la face et des mains. Urines égalant 4 litres
en quantité et 117 grammes par jour de sucre sont éliminés,
températ. 37°,5.

On administre 1 pilule à chaque repas ainsi composée :

Créosote.........................⎫
Cynoglosse ....⎬ ãã 0 gr. 05
Iodoforme.........................⎭   0 gr. 01
Arséniate de soude...........   0,001 gr.

Le 27. Même état. Le malade est très faible et ressent des sensations de fourmillement dans les membres. Temp. 37°,7. Urines, 6 litres, sucre tombe à 55 gr. 25. Traces d'albumine.

Le 30. Matité absolue dans tout le côté droit. Murmure respiratoire aboli dans le 1/3 inférieur du poumon droit.

Urine, 4 litres 48. Sucre, 54 gr. 0,15 d'albumine par litre. Températ., 38°,1.

1er juin. Œdème des paupières, eschare de la peau au niveau de la cuisse droite. Signes de pleurésie. Crachats sanguinolents. Urines, 3 litres; sucre, 24 gr. Albumine, 0 gr. 50 par litre.

Le 3. Dyspnée, toux fréquente. Œdème des membres inférieurs. Mort.

Autopsie. — Faciès pâle, sphacèle de la peau (conservée) commençant. Phlyctènes et taches violacées à la face interne de la cuisse droite.

Plèvre : épanchement pleural énorme du côté droit (3 litres au moins), séreux, citrin, refoulant le poumon vers la colonne vertébrale.

Poumon un peu adhérent au sommet : caverne volumineuse occupant le lobe supérieur droit, de 2 à 6 centimètres de diamètre à parois déchiquetées, avec zone péricaverneuse d'induration pulmonaire qui ne surnage pas. Tout le reste du poumon est envahi par des nodules tuberculeux du volume d'un pois ou d'une noisette paraissant plus confluents autour des bronches.

Plèvre gauche, rien; poumon gauche hyperhémié, deux ou trois petits nodules tuberculeux dont l'un plus volumineux occupe la périphérie de la grosse bronche du lobe supérieur.

Pas de bacilles dans le grattage de la caverne.

Péricarde : œdème du péricarde pariétal et du péricarde viscéral, cœur atrophié, très petit, artères coronaires paraissant saines tout d'abord mais présentant à l'ouverture de petites plaques d'athérome, molles nombreuses, mais peu saillantes et ne rétrécissant nullement les vaisseaux. Aorte : plaques d'athérome disséminées jusqu'à la bifurcation iliaque. Myocarde, brun, jaune paille, taches nacrées, denses et serrées, sur la coupe des piliers et des trabécules pariétaux.

Reins volumineux, pesant 250 gr. Foie, pèse 1600 gr. Pas de lésions appréciables sur l'estomac ni les centres nerveux.

OBSERVATION V

LANCEREAUX

Diabète maigre. — Tuberculose pulmonaire. — Atrophie du pancréas.

Marl., Alexandre, âgé de 40 ans, peintre en bâtiments, a joui d'une bonne santé jusqu'au mois de janvier 1886, lorsque sans autre cause appréciable que des chagrins de famille, il s'aperçut qu'il perdait ses forces et son embonpoint. En même temps il éprouva une soif vive, intense, un grand besoin de manger et se mit à uriner plus que de coutume. L'amaigrissement très prononcé dès le début, s'accroît ensuite peu à peu ; mais ce qui frappe le plus l'attention du malade, c'est la perte de ses forces. Il se trouve dans l'impossibilité de continuer sa profession et forcé de s'arrêter à peu près complètement jusqu'au 6 septembre 1887, jour où il se décide à entrer à l'hôpital.

C'est un homme bien constitué, de taille élevée, très amaigri, avec des muscles amincis, affectés d'un myxœdème considérable. Il a depuis le début de sa maladie perdu la plupart de ses dents : sa peau, ridée, est sèche, rugueuse. Les réflexes sont conservés au coude et aux genoux. Cet homme tousse depuis peu de temps et présente à la percussion du sommet droit, une diminution sensible de l'élasticité, à l'auscultation des craquements et enfin des râles humides dans une grande partie des poumons. La soif est vive, l'appétit violent et le malade s'étonne qu'en mangeant beaucoup depuis le début de sa maladie il maigrit chaque jour. Les organes digestifs, le foie et la rate sont intacts. L'appareil de la circulation paraît normal. Les urines sont abondantes (4 litres), pâles et même décolorées ; leur densité est de 1035, leur réaction acide ; elles ne renferment pas d'albumine, mais contiennent 60 grammes de sucre par litre. Les facultés cérébrales sont intactes. On porte le diagnostic de diabète maigre (régime azoté, lait, bromure de potassium, liqueur de Fowler, vin de quinquina, douches).

20 septembre. Faiblesse augmente. La densité des urines est de 1032.

Le 23. Quelques crachats sanguinolents font recourir à l'emploi de l'ergot de seigle : l'expectoration purulente renferme *des bacilles*. Quantité d'urine variant de 4 à 4,500 grammes par jour ; densité 1032 ; quantité de sucre par litre 61 grammes.

20 octobre. Hémoptysie peu abondante. Matité au sommet gauche (0,50 d'ergot de seigle).

Le 25. Nouvelle hémoptysie : le malade remplit son crachoir de sang rouge, rutilant, spumeux. Toux opiniâtre, avec douleur présternale, faiblesse excessive, impossibilité de marcher sans le secours de l'infirmier.

5 novembre. Polyphagie moindre, glycosurie abondante, antophagie excessive. Faiblesse excessive. Respiration embarrassée (ventouses sèches, potion à l'eau de laurier-cerise et d'éther).

Le 9. Langue sèche, embarrassée, extrémités froides, face pâle, nez pincé. Pouls filiforme, 100 pulsations. Température axillaire, 32°,5. Mort.

Autopsie. Le cadavre n'offre rien de spécial. Le crâne, l'encéphale et ses enveloppes sont normaux ; le plancher du 4e ventricule est pâle, légèrement décoloré. Les poumons adhèrent à la paroi thoracique, principalement à droite et au sommet ; ils présentent dans l'épaisseur des lobes supérieurs, un grand nombre de tubercules et quelques cavernes.

Le cœur est sain, le système artériel intact.

Le foie est normal et pèse 1450 gr. La rate est petite, diffluente, l'estomac un peu large se trouve découvert dans toute la plus grande étendue de sa surface interne, d'un mucus visqueux. Les reins d'un poids qui dépasse 200 gr. se décortiquent facilement sans entraîner de parenchyme : la substance corticale est un peu augmentée de volume.

Le pancréas est enveloppé de tissu cellulo-graisseux, il mesure 14 centim. Le canal de Wirsung est rétréci à partir de l'ampoule de Water et permettrait au plus le passage d'un fin stylet. Tout le parenchyme situé derrière le point d'oblitération est graisseux.

Observation VI

LANCEREAUX

Tuberculose pulmonaire. — Atrophie graisseuse du pancréas.

Kist (J.-L.), 28 ans, né dans la Haute-Marne, habite Paris depuis 1869, où il exerce le métier de tourneur. Pas d'antécédents héréditaires, ni personnels. En avril 1885, il commença à éprouver une soif intense, une grande sécheresse de la langue et une sensation de picotements désagréables à la gorge. Il ne buvait pas moins de 4 litres de liquides en dehors de ses repas et mangeait plus d'un kilogramme de pain par jour. Néanmoins il s'affaiblissait et perdait ses forces physiques et ses facultés génitales, au point d'être impuissant. Forcé de quitter son travail il est admis dans notre service le 6 mai 1886.

C'est un homme très amaigri : les réflexes rotuliens sont abolis et les extrémités inférieures sont toujours froides. Le cœur, le foie et la rate sont normaux. Les sommets du poumon ont perdu de leur élasticité à la pression, pas de souffle.

Le système dentaire est altéré à la mâchoire supérieure et à la mâchoire inférieure. Pas de trouble cérébral. Température 37°,2. Urines, 6 litres dans les 24 heures, pâles, renfermant une forte proportion de sucre mais pas d'albumine (régime azoté. Extrait de valériane, 5 gram.).

15 mai. Petit phlegmon ayant un durillon pour point de départ au niveau de la 1ʳᵉ phalange de l'annulaire (bains de bras, phéniqués). Diarrhée.

Le 16. Par suite de la diarrhée, les urines qui avaient été de 8 litres, descendent à 3 litres. Toutefois léger œdème aux jambes. L'extrait de valériane est porté à 20 gr.

2 juin. Bon appétit, disparition de l'œdème.

24 juillet. Diminution de l'appétit, diarrhée (rég. lacté, julep gommeux avec liquide d'Hoffman et laudanum).

Le 27. Cessation de la diarrhée. Retour au régime ordinaire. Urine variant de 5 à 7 litres, 70 gr. 32 de sucre par litre.

16 novembre. Sous la clavicule droite, on constate de la submatité en même temps que des craquements humides. Aux craquements s'ajoutent bientôt des râles muqueux et caverneux, puis il survient une expectoration visqueuse adhérente au vase et en partie purulente.

La respiration s'embarrasse : le 26 décembre, elle est fréquente, anxieuse, diaphragmatique. Le 28, la dyspnée est intense. Mort.

Autopsie. — Encéphale intact. Le sommet du poumon droit est le siège d'une caverne tuberculeuse, au niveau de laquelle existent des adhérences pleurales. Une caverne plus étendue occupe le sommet du poumon gauche ; un peu plus bas, au niveau du bord postérieur, la plèvre est violacée, surmontée de dépressions et de saillies, tandis que la parenchyme pulmonaire correspondant, dans une étendue de 6 centim. de hauteur sur 5 centim. de profondeur se trouve friable, ramolli, altéré. C'est là une sorte d'infarctus sous forme de coin, ayant sa base à la circonférence et qui à l'incision laisse échapper, un liquide blanchâtre, lactescent, dont l'aspect sur les points les plus résistants, se rapproche de celui de l'hépatisation lobulaire. Un sillon en voie de formation circonscrit la partie centrale, qui forme une eschare en voie d'élimination.

Cœur et foie normaux. Reins pâles, pesant chacun 300 gr.

Pancréas, petit, atrophié, ne pesant que 40 gram. Consistance molle et coloration jaunâtre, par suite de la transformation graisseuse dont il est le siège. Pas de lithiase, ses canaux sont libres.

CONCLUSIONS

Il résulte du modeste travail que nous venons d'es-
quisser, des observations que nous avons relatées, qu'il
faut ranger dans le cadre de la tuberculose, la phtisie,
survenant chez les diabétiques. Aiguë, subaiguë, chronique, granuleuse, pneumonique ou ulcéreuse, elle est
toujours identique à elle-même par ses caractères fonda-
mentaux, quoique éminemment variable par ses caractères objectifs. Anatomiquement la maladie ne diffère pas
de la phtisie vulgaire ; sa cause prochaine, le bacille, est
toujours le même ; et sa nature spécifique, infectieuse ne
permet pas non plus d'en faire une simple inflammation.

Comprise ainsi, la phthisie du diabétique est en quelque
sorte l'expression terminale d'un organisme, débilité de
toutes façons et impuissant à soutenir la lutte contre le
bacille.

Aussi toutes les causes qui hâteront cette déchéance
des éléments anatomiques ; soit en diminuant les forces
de l'individu, soit en imprimant à son diabète, une forme
aiguë, précipiteront l'apparition de la phtisie.

Mais s'il n'existe pas une phtisie spéciale pour le diabétique, comment expliquer la diversité d'allure qu'offre
alors la phtisie suivant les sujets ? Il faut savoir que le
diabétique peut tenir outre l'affection générale qui déter-

mine sa phtisie un état constitutionnel qui n'est pas sans influence sur la nature de ses complications pulmonaires. On peut grouper autour de certains types bien nets, des faits particuliers qui s'y rattachent.

Que les hémoptysies soient rares chez les diabétiques tuberculeux, que les crachats contiennent du sucre, que les sueurs soient moins abondantes, que la température soit moins élevée, ces particularités n'ont qu'une médiocre importance, mais il en est une qu'il faut bien connaître ; c'est que la phtisie a un début insidieux, torpide, qui ne se manifeste souvent que par l'amaigrissement du malade.

Que la marche en soit rapide ou lente, la phtisie a toujours une fin fatale et si elle paraît rétrocéder, ce n'est que pour reprendre tout à coup et enlever le malade par une poussée aiguë.

La thérapeutique est désarmée pour enrayer cette terrible maladie, mais on peut aider le malade dans la lutte inégale qu'il livre, par une hygiène bien entendue et le traitement habituel de la phtisie, lequel ne doit pas exclure celui du diabète.

IMPRIMERIE LEMALE ET Cⁱᵉ, HAVRE

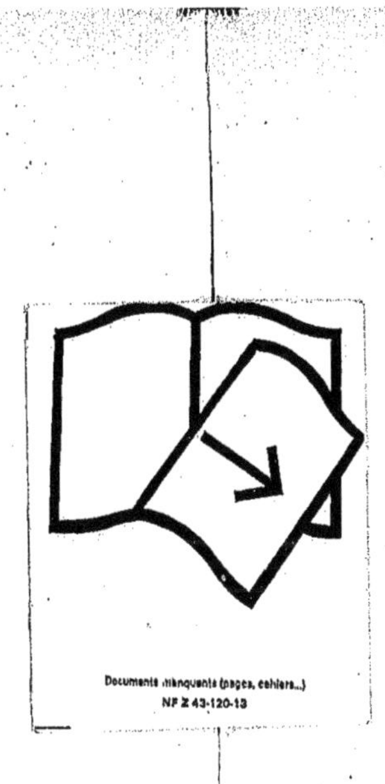

Documents manquants (pages, cahiers...)
NF Z 43-120-13